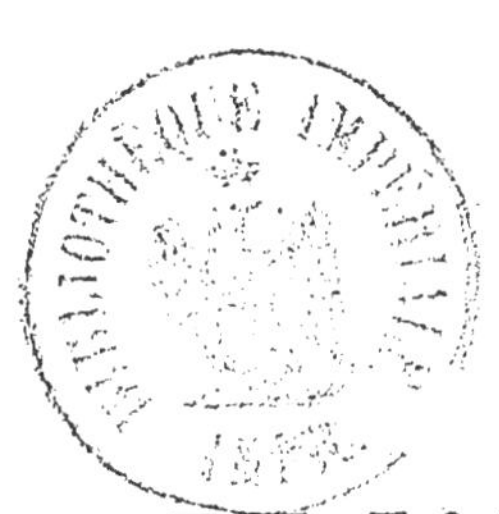

# DE L'ASPHYXIE

PAR

## LA VAPEUR DU CHARBON.

# DE L'ASPHYXIE

## PAR

# LA VAPEUR DU CHARBON

OU

EXAMEN CRITIQUE DE PLUSIEURS PHÉNOMÈNES

CONSIDÉRÉS, PAR LES AUTEURS,

COMME DÉPENDANTS DE CE GENRE D'ASPHYXIE,

## Par M. MARYE,

Docteur de la Faculté de médecine de Paris.

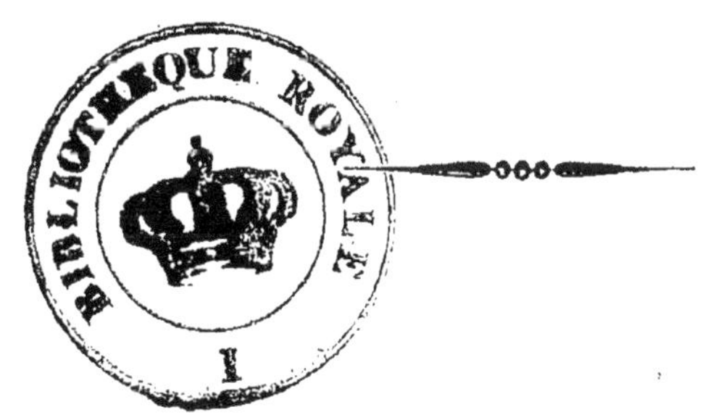


# PARIS

CROCHARD ET COMPAGNIE, LIBRAIRES,
PLACE DE L'ÉCOLE DE MÉDECINE.

—

**1837.**

# DE L'ASPHYXIE



## LA VAPEUR DU CHARBON.

Je fus appelé, au mois de février 1836, par M. le commissaire de police du quartier Saint-Jacques, à l'effet de constater la mort subite d'une femme âgée de 40 ans environ. Cette mort paraissait, au premier abord, être plutôt le résultat d'un homicide que d'une cause naturelle. Cette malheureuse affaire, dont je ne parle ici que pour indiquer le motif qui m'a déterminé à publier le fruit de mes observations, et non pour en faire une relation qui n'intéresserait que bien faiblement ceux qui pourront lire ce travail, m'a démontré, par suite des rapports que j'ai eus avec des confrères aux lumières desquels la justice a souvent recours, combien étaient vagues les différentes opinions qui régnaient sur plusieurs signes caractéristiques de l'asphyxie. Ce défaut d'unité dans l'appréciation des signes caractéristiques d'une asphyxie par le charbon, m'a étrangement surpris et m'a paru quelque chose de fort grave, en ce point que si l'on se trouvait forcé de se prononcer en justice d'une manière affirmative sur une mort qui serait présumée être le résultat de l'asphyxie par le charbon, on se trouverait exposé à être combattu par des faits entièrement opposés à ceux qui auraient servi de base à vos hypothèses. C'est ce que je vais m'efforcer de démontrer. Mais avant cela, il me paraît indispensable de signaler, mais succinctement, l'état actuel de la science, non-seulement sous le rapport des signes pathognomoniques, mais encore sous celui des altérations organiques que l'on rencontre après la mort.

Je passerai sous silence les premiers accidents qui se développent dans l'asphyxie, et sur lesquels on n'a que des données imparfaites pour arriver à ceux qui précèdent la cessation de la vie. 1° Affaiblissement gradué des facultés intellectuelles; 2° malaise général, vertiges, affaiblissement des sens, des organes de la locomotion, suivis de la perte de connaissance; alors ont encore lieu la respiration et la circulation, mais la première ne consiste plus qu'en des mouvements peu sensibles de dilatation et de resserrement de la poitrine; et la seconde fonction, dans des battements du cœur que la main perçoit avec peine; de là une diminution considérable dans la force d'impulsion du pouls, survient ensuite l'immobilité générale la plus absolue, et la cessation de tout phénomène respiratoire. C'est alors que commencent à paraître les effets résultants d'un commencement de plénitude du système capillaire; la face se colore en un rouge violet, les mains et les pieds prennent une teinte analogue; il

en est de même de quelques points du corps où se
développent de larges plaques rosées ou violacées qui
s'étendent quelquefois à toute la longueur d'un membre. Enfin la circulation s'arrête entièrement, et l'asphyxie est complète, la chaleur du corps et l'absence
de la rigidité cadavérique sont les seuls phénomènes
qui distinguent cet état de la mort caractérisée. Lorsque l'asphyxie est rapide, dans ce cas la figure s'in-
jecte immédiatement, et devient violacée. Il en est de
même de la peau du corps.

*Etat des organes d'un individu asphyxié, examinés après
la mort.*

Coloration rose, rouge vif, ou quelquefois violacée,
de la face et des diverses parties du corps. Cette coloration se distingue des lividités cadavériques en ce
qu'elle peut être située sur les parties les moins dé-
clives du corps; et que la situation des taches qu'elle
forme ne peut jamais être expliquée par la position
que le cadavre aurait conservée après la mort; elle
a son siége principal dans le tissu muqueux de la
peau, souvent le derme y participe, mais à un moindre
dégré, et alors, quand on l'incise, il suinte de ses vaisseaux du sang qui constitue un état piqueté assez prononcé. Les yeux sont ordinairement saillants, très-
brillants, très-fermes; la bouche tantôt dans l'état
naturel, tantôt exprimant la souffrance. La rigidité
cadavérique se conservant pendant longtemps. Les
vaisseaux veineux du cerveau contiennent assez de

sang. La substance cérébrale est très-peu piquetée, on trouve quelquefois de la sérosité dans les ventricules cérébraux. Les poumons, très-volumineux, recouvrent fortement le péricarde, leur couleur est d'un brun noirâtre, leur parenchyme est rouge; comprimés, ils laissent suinter de leur tissu de larges gouttelettes d'un sang liquide très-noir et très-épais, en un mot, tous les organes présentent la même congestion que les poumons.

Tel est jusqu'à ce jour l'état des connaissances les plus généralementt adoptées. Voici maintenant les propositions qu'une pratique de quinze années, auprès des commissaires de police du quartier Saint-Jacques, m'autorise à émettre et à soutenir comme fondée.

1° Qu'une théorie donnée de l'asphyxie peut être acceptée, scolastiquement parlant, mais que, lorsqu'il s'agira de l'appliquer à un fait dont la conséquence peut entraîner une condamnation grave à l'égard d'un individu, je soutiens qu'aucune des hypothèses émises jusqu'à ce jour ne peut être prise en considération.

2° Que l'asphyxie par le charbon est loin d'être toujours une mort pénible pour les individus qui ont recours à ce mode de suicide, que, si quelques-uns poussent des plaintes et des gémissements, beaucoup d'autres ne ressentent qu'une extase qui persiste bien certainement jusqu'à la perte complète des facultés intellectuelles. Ainsi que le prouvent les traits de la face qui laissent pressentir que les individus se sont éteints dans une une paisible agonie.

3º Que les asphyxiés par la vapeur dn charbon , à telle époque que vous les surpreniez de l'action du gaz, n'offrent jamais, au moins je ne l'ai pas rencontré jusqu'à ce jour, cette couleur violacée de la face et de plusieurs parties du corps ainsi que la flaccidité des membres , que, bien loin de là, il existe une pâleur générale et une rigidité très-prononcées, phénomènes qui commencent avec l'action du gaz sur nos organes. qu'il arrive quelquefois que cette roideur disparaît trois ou quatre heures après la mort pour reparaître plusieurs heures ensuite.

4° Que souvent les battements du cœur cessent d'être perceptibles, tandis que les pulsations du pouls sont très-distinctes au toucher : et, quoique la vie soit près de s'éteindre, si vous ouvrez la veine, vous voyez le sang jaillir à une certaine distance; le sang n'est pas noir comme on pourrait le supposer, mais au contraire rouge, se coagule promptement, et offre, après quelques minutes, un caillot très-consistant.

5° Qu'il est plus que présumable que la digestion est suspendue dès le moment où commence l'action du gaz asphyxiant.

6° Qu'un fait constant, c'est que, chez les asphyxiés qui succombent et qui se sont soumis à l'action du gaz délétère quelque temps après avoir mangé, même copieusement, l'estomac, loin de se débarrasser des aliments qu'il contient, se présente au contraire à vous lors de l'ouverture cadavérique encore rempli par ces mêmes aliments.

7° Qu'après la mort, il n'y a pas de couleur violacée de la figure ni d'autres parties du corps, mais bien au contraire pâleur, décoloration; que, dans plusieurs cas, on trouve une injection rose des extrémités inférieures, principalement des cuisses, mais que ce signe est loin d'être constant ou propre à l'asphyxie.

8° Que l'engorgement des vaisseaux veineux, le développement des poumons, leur couleur d'un brun noirâtre, leur parenchyme rouge laissant écouler sous le scalpel un sang liquide très-noir et très-épais, ne sont pas des caractères propres spécialement à l'asphyxie, mais qu'ils sont susceptibles de se présenter sur des cadavres d'individus morts de causes étrangères à l'asphyxie.

Le développement de ces différentes propositions nous conduira à reconnaître s'il existe des caractères distinctifs de l'asphyxie par la vapeur du charbon. Nous terminerons par l'examen du degré d'importance que l'on doit donner aux ecchymoses et aux dépressions qui peuvent se rencontrer sur l'habitude d'un cadavre, et si l'absence de ces signes peut être considérée comme une preuve que l'individu n'a pas succombé à une cause violente. Ce n'est qu'avec le sécours seul des faits que nous parcourrons cette carrière que nous venons de nous tracer.

### De la théorie de l'asphyxie.

On désirerait trouver chez les physiologistes une opinion arrêtée sur la cause productrice de la mort chez l'asphyxié par le gaz acide carbonique et même sur le genre de gaz; mais malheureusement ce n'est pas ce que nous remarquons; les uns prétendent que la mort n'est due qu'à la présence du sang veineux dans les organes, ce qui produit une impression lé-thifère; les autres, que le sang n'a plus les qualités vivifiantes. Nous voyons dans le *Dictionnaire des sciences médicales*, à l'article asphyxie, que plusieurs auteurs ont voulu borner au système nerveux l'action mortelle exercée par le sang veineux, et qu'ils ne font mourir les autres organes que consécutivement à la mort de ce système nerveux, se fondant sur ce que cet appareil constitue à lui seul l'être vivant qui imprime à tous les autres organes du corps leurs mouvements propres, et que ceux-ci ne sont que des instruments secondaires destinés à le faire vivre et à exécuter ses opérations; ils disent que le sang lèse d'abord, par son contact, le système nerveux, et que les autres parties meurent ensuite, moins parce que le sang veineux les attaque directement que parce qu'elles ne sont plus vivifiées par le système nerveux. Pour preuve de cette définition, ils citent les substances vénéneuses qui tuent sans produire de désordres apparents dans les organes.

Cette divergence d'opinions prouve du moins que le mode d'action de la vapeur du charbon n'est pas résolu d'une manière certaine. A ceux qui ne considèrent que l'absence d'hématose, il est facile d'objecter que les ingesta n'agissent pas sur nos organes comme les réactifs dans un creuset; qu'il existe plusieurs maladies où nos viscères ne reçoivent que du sang en partie désoxygéné, les anévrismes des oreillettes, l'absence de l'oblitération du trou botal, etc., etc., sans pour cela faire succomber les individus dans un temps très-court. Pour les physiologistes qui soutiennent que c'est le système nerveux qui se trouve d'abord affecté, puis ensuite les autres organes, on ne peut se dissimuler qu'ils appuient leur opinion d'une argumentation qui peut paraître spécieuse au premier abord, mais qui ne laisse pas ensuite que d'être très-difficile à renverser.

Il est incontestable que tous les gaz qui produisent la mort dans un temps assez court ne peuvent agir que sur le système nerveux, et que, parmi ceux qui n'amènent la mort qu'après un temps plus ou moins long, plusieurs encore agissent d'une manière évidente sur le même système, le gaz acidule d'azote, par exemple : si l'on n'admettait dans ce cas qu'une action chimique ou mécanique, il est certain que toujours les accidents devraient être les mêmes, et c'est précisément le contraire qui s'observe. Ainsi

Fontana a prétendu que le gaz hydrogène n'est pas respirable sans danger, surtout quand il n'y a pas d'air dans les poumons ; il ne peut être respiré qu'une demi-minute, suivant Davy, faut-il encore que les poumons soient entièrement privés d'air, et lorsque l'on veut le respirer plus longtemps, on ressent alors un certain malaise dans la poitrine, une perte momentanée des forces musculaires et même des vertiges passagers. Dupuytren a observé que des oiseaux périssaient en trois ou quatre minutes lorsqu'on les plongeait dans une atmosphère de gaz hydrogène ; mais à côté d'expériences aussi concluantes en apparence, nous voyons Pilastre Déroziers l'aérostat faire jusqu'à six ou sept inspirations dans une vessie remplie de gaz hydrogène, et l'expirér ensuite à travers un tube qu'il tenait à la bouche ; ce gaz prenait feu à la flamme d'une bougie ; bien évidemment ses poumons devaient être privés d'air lors de ces inspirations, car sans cela, il se serait fait une détonation qui aurait pu devenir dangereuse pour lui. Ce qui a eu lieu pour le gaz hydrogène s'est renouvelé pour le gaz oxydule d'azote. Davy est le premier qui ait expérimenté ce gaz ; les symptômes qu'il a éprouvés en le respirant se sont présentés chez d'autres, mais plusieurs personnes ont ressenti des effets tout opposés. Le gaz acide carbonique, plus souvent employé et avec persévérance par des individus qui veulent se détruire et non expérimenter, il en résulte que son action, si elle est bien dirigée, doit toujours amener la mort; mais de cette terminaison on ne doit pas conclure, comme on l'a fait jusqu'à ce jour, que la vapeur du charbon agit constamment dans tel sens et sur tous les individus de la même manière. Ainsi j'ai remarqué dans ma pratique, et beaucoup de médecins ont pu le constater, que des individus supportent impunément une pression très-forte de gaz acide carbonique, tandis que d'autres perdent connaissance à la présence de la plus petite quantité de ce gaz au milieu de l'air atmosphérique. J'ai souvent été appelé pour des femmes tombées en syncope dans leur cuisine après un séjour peu prolongé ; et, d'une autre part, en constatant les décès dans mon populeux arrondissement, j'ai trouvé chez des blanchisseuses des fourneaux chargés d'une grande quantité de charbon en pleine combustion, trois ou quatre ouvrières travaillant dans cette chambre au repassage du linge, et aucune d'elles n'éprouvait la plus légère incommodité. Quelques auteurs ont attribué les symptômes différents que présentent certains genres d'asphyxie par le charbon à l'oxyde de carbone qui, dans plusieurs cas, devait se dégager. Cette hypothèse me paraît inadmissible, parce que, dans aucun cas, ce gaz ne peut se développer ; pour l'obtenir, il faut que l'acide carbonique traverse un milieu d'une température extrêmement élevée, circonstance qui ne se rencontre jamais chez un individu qui s'asphyxie. Nous voyons évidemment que l'absence d'hématose peut être aussi facilement attribuée à la lésion du système nerveux qu'à la diminution d'oxygène dans l'air inspiré; que d'ailleurs la section plus ou moins complète de la huitième paire produit les mêmes altérations que celles de l'asphyxie par la vapeur du charbon; qu'il suffit pour s'en convaincre de lire les belles expériences de Legallois; qu'enfin dans la malheureuse épidémie de choléra de 1832 nous avons observé de véritables asphyxies analogues à celle qui nous occupe, sans qu'il y ait eu pour cela inspiration de gaz acide carbonique. En passant en revue ces différentes hypothèses, j'ai voulu prouver qu'elles étaient aussi vraisemblables les unes que les autres, et que, malgré les autorités qui les soutenaient, il était permis de rester encore dans le doute.

C'est à la deuxième proposition que j'ai avancée et que je vais soutenir que commence la série des faits qui doivent appuyer tout ce que j'ai à dire sur l'asphyxie. J'ai remarqué constamment que le petit nombre d'individus que j'ai rappelés à la vie, ne m'ont jamais accusé avoir souffert; d'un autre côté, chez ceux que j'ai trouvés morts, les circonstances environnantes m'ont démontré qu'ils n'avaient poussé aucun cri , ni qu'on ait entendu des plaintes ou des gémissements. Il y a plus, c'est que des individus qui auraient pu appeler facilement à leurs secours , parce que souvent le motif qui les poussait au suicide était futile ne l'ont pas fait. Trois observations que nous allons rapporter appuieront notre assertion.

M. B... âgé de 20 ans , d'une bonne constitution,

fils d'un de nos peintres les plus distingués, avait été
confié par son père à un de ses amis, mon client,
qui habite la maison que j'occupe. Le jeune homme
m'avait été aussi, en quelque sorte, recommandé par
son père. M. B...., d'une conduite dissipée, enclin à
une jeunesse qu'il est convenu d'appeler orageuse,
était fatigué des remontrances auxquelles il s'exposait
tous les jours. Cette cause, jointe à l'insuffisance
d'argent dont il avait besoin pour satisfaire son goût
pour les plaisirs, furent les seules causes qui le pous-
sèrent au suicide. A cet effet, il se procura, un sa-
medi soir, dans le courant du mois de juin 1836,
un demi-boisseau de charbon. On s'en aperçut, et
on l'enleva de chez le portier, où il était déposé. Nous
le surveillâmes jusqu'à minuit, et comme il n'était pas
rentré, nous le crûmes parti chez son père qui habite
la campagne; mais il rentra à 2 heures du matin,
sans qu'on le sût, et le matin, sur les 8 heures, il
parvint, avec adresse, à soustraire le charbon qui
avait été déposé dans une cuisine où entrait à chaque
instant la domestique de la maison. Il fut de suite
s'enfermer dans sa chambre, située au-dessus de
l'appartement occupé par l'ami de son père, et pendant qu'on surveillait, avec la plus scrupuleuse exac-
titude, sa rentrée, il mettait à exécution son affreux
projet. Sur les onze heures, on entendit un objet lourd
tomber sur le plancher, on s'empressa de monter à
sa chambre, on frappa mais inutilement. La porte
fut enfoncée tout aussitôt, et on trouva ce jeune

homme étendu à terre, dans le fond de la chambre, sous un lambri formé par le toit; une chaise renversée à côté de lui, indiquait qu'il s'était assis pour s'asphyxier. J'accourus aussitôt, et j'acquis la certitude que la mort était certaine et qu'aucun secours de l'art ne pouvait le rappeler à la vie, cependant, malgré cette persuasion, trois de mes confrères que j'avais fais demander voulurent bien, à ma sollicitation, employer les moyens usités en pareille circonstance : la saignée, les frictions, les lavements de tabac, etc. Mais, comme je l'avais prévu, tous ces secours furent inutiles.

*État du cadavre.* Pâleur de toute l'habitude du corps, quelques ecchymoses d'un beau rose et de la largeur d'une pièce d'un franc, existent sur le côté gauche de la face et du col. Les yeux dans l'état naturel, la bouche largement ouverte, mobilité très-grande de l'os maxillaire, flaccidité générale, chaleur du corps assez marquée, aucune substance rendue par la bouche, mais évacuation d'une très-petite quantité de matière fécale.

*Réflexions.* Ce jeune homme savait très-bien que le plus léger bruit dans sa chambre, avertirait qu'il était rentré. Il est donc démontré par là que, si l'asphyxie était toujours une mort très-douloureuse, le jeune homme se serait décidé à appeler à son secours; pour cela faire, il suffisait qu'il jetât à terre une chaise ou la petite table sur laquelle il avait posé son coude pendant l'action du gaz asphyxiant; rien de tout cela

n'a eu lieu : il n'a poussé aucune plainte, aucun gémissement ; on n'a été averti de l'événement que lorsque la flaccidité, remplaçant la rigidité, le corps,
entraîné par son propre poids, est tombé à terre.

*Deuxième fait.* Je fus appelé par M. le comissaire
de police du quartier Saint-Jacques, le 2 mai 1827,
à une heure du soir, pour constater le suicide de
madame Gossard, hôtelière, demeurant rue Contres-
carpe, n° 12. Cette femme, âgée de 54 ans, était
placée dans son lit, couchée sur le côté droit et courbée
en avant. Elle paraissait plutôt plongée dans le sommeil que morte. Elle avait été vue à une heure du
matin, d'où il résulte que le suicide s'est accompli
dans l'espace de 12 heures, et qu'il a dû être long, car
la pièce était vaste, et le lit assez éloigné du fourneau
rempli de charbon; on en trouvait à terre autour de
ce fourneau, et il était probablement destiné à alimenter la combustion. Au reste, voici ce que m'a
présenté le cadavre : rigidité cadavérique très-prononcée, pâleur de la face, bouche entr'ouverte,
yeux fermés, aucun vomissement ni évacuations al-
vines. Cette maison était habitée par un grand nombre de locataires; trois occupaient des pièces con-
tiguës au logement de cette femme : pas une plainte,
pas un gémissement n'avaient été entendus.

*Troisième fait.* Le 18 mars 1837, à 8 heures du
matin, M. le commissaire de police du quartier Saint-
Jacques me fit appeler pour rappeler à la vie une
femme que l'on venait de trouver asphyxiée dans sa

chambre. Je me transportai rue Saint-Jean-de-Beau-
vais, n° 17, auprès de madame Gergois. Après avoir
traversé une boutique, je pénétrai dans une salle
éclairée, sur la cour, par un long vitrage; cette pièce
offrait 12 pieds de long sur 10 de large. Je trouvai,
assise sur une chaise, madame Gergois; elle était
revêtue de ses habillements, à quatorze pouces environ de ses pieds, se remarquaient deux petits fourneaux, offrant encore une assez grande quantité de
charbon en combustion. Après avoir examiné cette
femme, j'acquis la certitude que la mort était certaine, qu'elle datait de 2 ou 3 heures. Voici l'état du
corps : assise sur une chaise, la tête légèrement
abaissée sur la poitrine, les mains jointes placées sur
les cuisses, et les jambes allongées; toute l'habitude
du cadavre offrait une décoloration générale, principalement la face, les bras et les mains; les yeux étant
fermés, et la bouche légèrement entr'ouverte; au
reste, rigidité cadavérique des plus prononcées.

*Quatrième fait.* Huit août 1837, 10 heures du
matin, Blanc, âgé de 30 ans, d'une grande force
musculaire, exerçant la profession de garçon-mar-
chand de vin, rentre à son hôtel dans la soirée du 7,
vers les 10 heures du soir, après avoir bu et mangé
copieusement, car il ne se tenait pas en équilibre
sur ses jambes sans une certaine difficulté. Il demande à l'aubergiste chez lequel il loge une bouteille
de vin, contenant à peu près un litre, et monte à sa
chambre d'un pas mal assuré; son état d'ivresse ne

lui permet pas de fermer la croisée qui reste entre-
baillée. A 9 heures du matin, ne le voyant pas
paraître, un des domestiques de l'hôtel, inquiet cher-
che à entrer dans sa chambre et ne le peut; il va
trouver M. le commissaire de police du quartier Saint-
Jacques, qui me fait prévenir. Je me transporte à
10 heures du matin, rue de la Bucherie, n° 2,
et, après être monté au second étage, j'essaie à ouvrir
la porte, qui n'était retenue que par une table de nuit,
et je pénètre dans un cabinet de 6 pieds carrés, et
éclairé, sur la rue, par une croisée qui n'était pas
fermée; je trouve, entre le lit et la muraille, et
couché à terre, sur le côté droit, le corps du nommé
Blanc; je le fais replacer sur son lit; on l'enlève d'une
seule pièce, tant est grande la rigidité cadavérique.
*État extérieur du cadavre :* contracture tétanique; tout
le côté droit qui a pressé sur le plancher, offre une
large ecchymose d'un rose-rouge. Cette couleur se
rencontre, mais moins intense, sur les cuisses et sur
les bourses. Les autres parties du corps sont décolorées; la face est pâle, les yeux sont fermés; en les
ouvrant, on remarque que la transparence n'existe
plus; la bouche est légèrement entr'ouverte; l'ensemble de la figure appartient à un homme qui som-
meillerait; la main qui n'était pas appuyée sur le sol
est blanche, les ongles n'offrent aucune teinte
bleuâtre.

*Remarques.* Cet individu s'est soumis à l'asphyxie
l'estomac remplis d'aliments et de boissons et pen-

dant l'action du gaz, il boit un litre de vin que lui a donné le traiteur, car je retrouve sur une table de nuit la bouteille vide et un verre placé à côté; Il n'y a pas eu cependant le plus léger vomissement. Sur le même carré, large de trois pieds, logent deux autres locataires qui n'ont entendu ni plaintes, ni gémissements, et cependant les chambres ne sont séparées que par des cloisons très-minces.

*Cinquième fait.* 11 août 1837, 6 heures du soir. Gosselin, âgée de 36 ans, d'une assez bonne constitution, d'une conduite déréglée, se décide à s'asphyxier dans l'après-midi du 11 août. A 3 heures du soir, les personnes qui habitent une chambre au-dessus de la sienne, l'entendent remuer une table et plusieurs autres objets mobiliers; puis ensuite succède à ce bruit le plus grand silence. A 5 heures et demie, une amie avec laquelle elle habite veut rentrer, ne le peut et fait enfoncer la porte. Tout aussitôt elle voit la femme Gosselin, étendue sur son lit, et ne donnant aucun signe de vie. Effrayée, elle se sauve prévenir le commissaire de police, qui m'envoie chercher. Nous nous empressons d'arriver au domicile de cette femme, demeurant rue Saint-Étienne-des-Grès, n° 1, où après être montés au second étage, nous pénétrons dans une chambre large de 6 pieds sur 10 de long, et éclairée, sur une petite cour, par une assez grande croisée mal close, et en haut de laquelle nous remarquons une vitre de moins, et pour fermer cette ouverture on a placé un morceau de calicot que le vent fait voltiger à chaque instant. Cette ouverture est en face de la tête de l'asphyxiée, et permet à un courant d'air assez fort de pénétrer dans la chambre. Au reste, aucune cheminée ni ouverture; le lit est adossé au mur, et nous voyons, couchée dessus, la nommée Gosselin, privée de tout signe d'existence. Le long de ce lit se trouve une table sur laquelle sont posés trois vases qui ont contenu du charbon. Ce combustible n'est pas entièrement consumé, car au milieu des cendres se retrouvent encore plusieurs morceaux de charbon allumés. Examen fait dudit cadavre, j'ai reconnu : 1° que la mort datait d'une demi-heure environ ; 2° qu'il existait une rigidité cadavérique des plus prononcées; 3° qu'une pâleur très-marquée de la face, des extrémités supérieures et du tronc était très-apparente, mais que les cuisses et les jambes étaient marbrées de rose. Les yeux étaient fermés ainsi que la bouche. Au reste, la physionomie de cette femme ainsi que celle des asphyxiés donne l'idée d'un sommeil paisible. Du commencement de l'asphyxie jusqu'au moment où nous avons pénétré dans la chambre, il s'est écoulé deux heures trois quarts. Et ce qu'il est important de remarquer , c'est que les voisins ont entendu très-distinctement faire les préparatifs, et qu'il n'est venu aux oreilles d'aucun locataire ni plaintes ni gémissements.

*Sixième fait.* — *Pâleur de la face accompagnée d'une rigidité cadavérique des plus prononcées.* Le 19 novembre

1826 , je fus mandé par le commissaire de police du quartier Saint-Jacques , à l'effet de rappeler à la vie ou de constater le genre de mort du nommé Delaporte , premier inspecteur de police de M. Martinet , commissaire du quartier du Jardin-des-Plantes. Je me transportai rue des Fossés-Saint-Victor , n° 30 ; je montai au second étage, et , après avoir traversé une petite chambre servant de salle à manger , une grande pièce, dite chambre à coucher , je pénétrai dans un cabinet de huit pieds carrés, éclairé , sur la rue, par une grande croisée, et là je trouvai , assis sur une chaise , un individu de cinquante ans environ, et offrant la position suivante : les extrémités inférieures dans une extension complète, les deux talons fortement appliqués sur le sol, le corps plutôt placé sur le sacrum que sur les fesses , les bras tendus, et les mains serrant avec force la paille du siège , le tronc placé obliquement de devant en arrière , et la tête renversée. Les yeux à demi ouverts ainsi que la bouche. La face d'une pâleur marquée. Toute l'habitude du corps offrait une rigidité tétanique , et il le fallait ainsi pour que le cadavre pût se maintenir assis sur une chaise, de manière que les deux points d'appui étaient : d'une part, les deux talons appliqués sur le plancher, et de l'autre , la partie postérieure du tronc contre le dossier de la chaise. Un fourneau d'une médiocre dimension , rempli de cendres encore chaudes, se remarquait aux pieds de cet individu. La mort pouvait dater d'une heure ou d'une demi-heure, comme l'historique de l'événement va nous le faire voir.

Madame Delaporte était sortie de chez elle à huit heures et demie du matin ; une jeune personne avait été éloignée de la maison vers neuf heures , sous un prétexte frivole ; c'est de neuf à onze heures et demie, qui est le moment où madame Delaporte est rentrée, que s'est accompli le suicide. Il faut retrancher, sur ces deux heures, le temps employé par cet homme pour fermer hermétiquement , comme nous les avons trouvées, la porte de communication entre ce cabinet et la chambre à coucher, de plus la fenêtre avec des bandes de papier collées au pourtour , et nous concluerons de là , qu'entre le moment de notre arrivée et celui de la mort, il ne s'est peut-être pas écoulé beaucoup plus d'une demiheure.

Nous venons de constater la pâleur de la face et de toute l'habitude du corps, ainsi que la rigidité cadavérique peu de temps après la cessation de la vie ; je dirai plus, au moment même où la vie s'éteint. Nous allons maintenant trouver ces caractères pendant la vie, et à toutes les périodes de l'asphyxie.

Le 20 novembre 1835 , je fus appelé à sept heures du matin, pour porter du secours à madame B. , marchande de papiers peints. J'arrivai immédiatement , et je trouvai, dans la pièce où cette dame avait été placée, mon confrère et ami Grimaud , médecin ordinaire de la maison. Quoique venu peu de minutes avant moi, il lui fut cependant possible de me rendre compte des circonstances suivantes : Madame B..., âgée de trente ans, d'une petite stature, d'une très-faible constitution, résolut de se suicider par suite de chagrins domestiques ; elle choisit, pour mettre son projet à exécution, une nuit que son mari était de garde ; elle écrivit jusqu'à deux heures du matin, et ensuite s'enferma dans une salle contiguë à sa boutique. Elle alluma un fourneau rempli de charbon. Il pouvait y en avoir un peu plus d'un demi-boisseau. La cheminée ne fut pas close hermétiquement. A six heures du matin, ses ouvriers arrivèrent, et ne purent entrer. Sur l'observation d'une jeune fille de neuf ans, qui les prévint que sa mère n'avait pas passé la nuit dans son lit, des inquiétudes graves s'éveillèrent, et on pénétra de force dans la salle ; on aperçut aussitôt, assise dans un fauteuil à bras, et ne donnant aucun signe de vie, madame B... ; en s'approchant d'elle, on vit qu'elle respirait encore ; elle fut remontée dans sa chambre et placée dans son lit. Quelques secondes après, j'arrivai sur les lieux. Mon confrère Grimaud et moi nous remarquâmes les phénomènes suivants : froid général, rigidité très-grande, pâleur de la face et de toute la surface du corps, quelques mouvements convulsifs ; bouche entr'ouverte, paupières abaissées ; lorsqu'on les soulève, on voit le globe de l'œil dans un état convulsif ; la respiration est intermittente, les battements du cœur à peine perceptibles, mais les pulsations du pouls très-distinctes. Saignée du bras, sinapismes actifs aux pieds : le sang est rouge et se coagule facilement. Une heure après, respiration plus régulière, les contractions du cœur sensibles à la main, mais continuation du froid et des convulsions. La face se colore en rose. Bain de vapeur dans le lit, affusions froides sur la tête ; à deux heures de l'après-midi, face animée vultueuse, pouls plein, dur, chaleur prononcée de toute l'habitude du corps, sueur abondante, délire, mouvements convulsifs plus prononcés. Large saignée du bras : la figure pâlit, espèce de coma. Continuation de l'emploi des cataplasmes de farine de lin, arrosés de vinaigre et promenés sur les extrémités inférieures. Application, sur la tête, d'une vessie remplie d'eau froide. Jusqu'à neuf heures du soir calme prononcé, et état de sommeil, puis ensuite la connaissance revient. Toutes les personnes qui l'environnent sont reconnues par elle, mais cependant elle ne peut s'exprimer que par signes. Réfléchir à la question qu'on lui adresse, paraît un travail fatigant pour elle, et parfois impossible. Cette amélioration continue pendant la nuit. Le lendemain à neuf heures du matin, nous trouvons madame B... en pleine convalescence, à cela près d'une grande susceptibilité nerveuse. Au bout de quelques jours, sa santé lui permet de reprendre ses occupations.

Je n'abandonnerai pas ce fait pratique sans faire ressortir un phénomène remarquable chez les as-

phyxiés par la vapeur du charbon, et que je ne
trouve indiqué par aucun auteur. Je veux parler
de la couleur du sang qui sort de la veine que vous
ouvrez; je l'ai constamment vu beaucoup plus
rouge que dans l'état ordinaire, et se coagulant plus
promptement; de sorte, qu'après quelques minutes,
il ne forme plus qu'un caillot compact.

*Deuxième fait.* Février 1833, je fus appelé pour
donner mes soins à mademoiselle P..., âgée de vingt-
quatre ans, d'une petite stature mais d'une bonne
constitution, exerçant la profession de couturière,
demeurant rue Galande, n° 25. Depuis deux ou trois
ans je donnais mes soins à cette jeune femme,
qui conçut l'idée du suicide sous l'influence de chagrins assez vifs et d'un état maladif. Pour arriver
à l'exécution de son projet, elle mit, au milieu de sa
chambre qui était assez étroite, un fourneau contenant un demi-boisseau de charbon; mais, heu-
reusement pour elle, la cheminée et la croisée ne
se trouvaient pas hermétiquement fermées. Sur les
deux heures de l'après-midi, un voisin, passant sur
le carré, entend quelques plaintes, appelle mademoiselle P...; et, comme celle-ci ne répond pas,
il fait ouvrir la porte en présence de trois ou quatre
personnes. On la trouva couchée dans son lit, et en
proie à des mouvements convulsifs; le fourneau,
placé au pied de son lit, offre toute la quantité de
charbon en pleine combustion : c'est quelques minutes
après que j'arrivai sur les lieux; il s'était écoulé

deux heures depuis le commencement du suicide.

*État de l'asphyxiée.* Décubitus sur le dos, contracture générale, impossibilité absolue de fléchir les membres qui de temps à autre offrent des mouvements convulsifs, perte complète de connaissance, pâleur de la face et de toute l'habitude du corps. Yeux fermés, la paupière soulevée laisse voir le globe de l'œil dans un état convulsif. La respiration est irrégulière, les battements du cœur très-faibles, mais sensibles au toucher ; le pouls lourd, lent et offrant une espèce d'oudulation. Saignée du bras : le sang est rouge et sort par jet ; applications froides sur la tête, sinapismes aux extrémités inférieures ; après trente-six heures de médication, mademoiselle P... pût reprendre ses occupations.

*Troisième fait.* Flamand (Pierre-Joseph), quarante-deux ans, demeurant rue Galande, n° 6, pour lequel j'ai été appelé par le commissaire de police du quartier Saint-Jacques, le 19 avril 1836, à midi, est un homme d'une forte constitution et d'un développement très-marqué du système musculaire, joueur de profession et ivrogne en même temps. Ces deux passions le conduisent au suicide. C'est lorsqu'il a dépensé le fruit d'un héritage assez considérable pour un ouvrier, qu'il se décide à mettre fin à ses jours. Le 19 avril, sa femme le quitte à huit heures du matin pour aller travailler ; lui se lève, s'habille et sort pour déjeuner ; il rentre, au bout d'une heure, dans un état complet d'ivresse ; et, après avoir clos hermétiquement la porte et la croisée , il place du charbon dans deux vases, y met le feu et se couche. Un habitant de la maison, passant à côté de la porte de cette chambre, appuie machinalement la main dessus; il ressent alors une chaleur assez vive; il conçoit de l'inquiétude, prévient d'autres locataires, et ils font ouvrir la porte par un serrurier; ils trouvent le nommé Flamand, couché dans son lit, et, au milieu de la chambre, deux vases remplis de charbon allumé et plusieurs objets mobiliers en pleine combustion. J'arrive de suite auprès de cet homme, que je trouve avec une figure très-injectée en rouge , et dans un état de convulsions et de délire ; lorsque les convulsions cessent, il existe une roideur tétanique. Large et abondante saignée du bras : le sang offre les mêmes caractères que dans les observations précédentes; affusions froides sur la tête : les accidents cérébraux se calment, et une légère amélioration permet de transporter cet homme à l'Hôtel-Dieu, d'où il sort complètement guéri peu de jours après.

*Quatrième fait.* 16 août 1837, 10 heures 1/2 du soir, on me fait appeler, pour donner mes soins à une femme qui venait de s'asphyxier. Cette personne, auprès de laquelle je me suis transporté de suite, demeurait dans une maison garnie , rue Saint-Jacques, n° 44 ; je monte au 3e étage, et je pénètre dans une chambre, longue de 15 pieds sur 8 de large; au milieu de cette pièce, j'aperçois plus d'un boisseau de charbon éparpillé sur le plancher ; assise sur le balcon d'une croisée, et environnée de plu-sieurs personnes qui lui prodiguent leurs soins ; une jeune femme, d'une vingtaine d'années, offrant une pâleur excessive de la face, et ne présentant d'autre signe de vie qu'une respiration insensible et qui paraît même embarrassée. Je tâte le pouls qui est très-distinct au toucher mais lourd ; les battements du cœur à peine perceptibles. Je la fais replacer sur son lit, et j'ouvre immédiatement la veine d'où il sort un jet de sang rouge, coagulable, qui, cinq minutes après la saignée ; n'offre plus qu'un caillot très-consistant. Pendant la sortie du sang, la tête est recouverte de compresses épaisses trempées continuellement dans de l'eau de puits très-froide. Sous l'emploi de ces moyens, les fonctions vitales se raniment ; l'asphyxiée se lève sur son séant ; mais il y a aberration des facultés intellectuelles. Cet état diminue sensiblement ; et, au bout d'une bonne demi-heure, elle reconnaît tout le monde ; me demande si je suis médecin et pourquoi je l'ai saignée ; mais du reste, ignorance complète des événements qui se sont passés. Une impressionnabilité très-grande du système nerveux, en même temps une tendance marquée vers le sommeil, sont les seuls symptômes qui persistent. Une porte qui se ferme, un meuble que l'on change de place, suffisent pour la faire tressaillir et lui faire éprouver une commotion assez vive. Mon lancetier que je lui ôte de la main avec beaucoup de précaution, mais sans la prévenir, lui fait faire un bond dans son lit. Au moment de mon arrivée, j'ai examiné, avec un soin tout particulier, cette jeune femme, et voici les signes qu'elle m'a offerts : pâleur mate de la face, les lèvres encore légèrement rosés, bouche presque close, yeux fermés, toute l'habitude du corps décolorée. Les cuisses et les jambes qui sont, chez certains asphyxiés, marbrées de rose, se trouvent décolorées comme toutes les autres parties du corps.

*Réflexions.* Cette jeune femme qui voulut se suicider pour une cause très-futile, fut, à son insu, surveillée par le maître de l'hôtel garni et par quelques voisins. Un de ces derniers, dont la chambre n'est séparée de celle de cette jeune personne que par une cloison en planches, entend, sur les huit heures du soir, le pétillement du charbon; il pense qu'elle allume son feu pour préparer son souper et ne s'en occupe pas autrement. A dix heures, un autre locataire entend pousser quelques gémissements faibles, analogues, m'a-t-il dit, à ceux d'une personne qui respirerait avec difficulté; alors l'éveil est donné, et on ouvre la porte de force. Trois personnes veulent s'élancer dans la chambre et en sont repoussées par une chaleur brûlante, cependant une autre plus hardie s'élance dans cette même chambre, marche sur le brasier, et brise deux vitres de la croisée. Un courant d'air s'établit aussitôt, et on peut entrer. Plus d'un boisseau de charbon tout enflammé se trouve au milieu de cette pièce, entre le lit et la croisée, et il est impossible de poser la main sur aucun des meubles qui avoisinent ce foyer. Il n'y avait pas, m'a-t-on dit, un seul morceau de charbon qui ne fût enflammé. L'ouverture de la cheminée et la porte avaient été hermétiquement fermées. D'après des renseignements aussi positifs, nous voyons que cette jeune femme s'est trouvée, pendant deux heures, sous l'influence d'une quantité aussi considérable que possible de gaz acide carbonique, et que les symptômes qu'elle a présentés peuvent servir à la connaissance des signes caractéristiques de l'asphyxie. Le lendemain, 17, la malade est en pleine convalescence, seulement persiste la susceptibilité du système nerveux. Elle affirme n'avoir éprouvé aucune souffrance; voici, au reste, sa propre expression : *Je me sentais m'en aller sans souffrir, seulement je ressentais dans les membres des crispations.*

Il nous serait facile de multiplier les faits. Appelé un grand nombre de fois pour des asphyxiés, nous avons choisi, avec intention, ceux de ces faits qui nous ont paru les plus saillants; aussi avons-nous maintenant acquis la certitude, par tous les faits rapportés : 1° que les plaintes et les gémissements poussés par les personnes soumises à l'asphyxie étaient loin d'être un signe constant; 2° que la coloration violacée de la face ne se rencontrait jamais dans les asphyxiés par le charbon, que ceux qui l'ont vue l'ont confondue avec un premier degré de putréfaction , commun avec toutes les autres causes de mort ; 3° qu'enfin la rigidité tétanique commençait avec l'action du gaz, et persistait long-temps après la mort. Il nous reste actuellement à examiner deux autres genres de phénomènes : la digestion et la circulation. Cette quatrième proposition est déjà à moitié résolue, car nous avons re-marqué dans l'observation de M<sup>me</sup> B. , qu'elle s'était soumise à l'action du gaz , immédiatement après avoir soupé , que les nommés Flamand et Blanc étaient gorgés d'aliments et de boissons au moment où ils s'étaient asphyxiés. Cependant je dois dire que le nommé Flamand a rejeté quelques gorgées de liquide après la saignée , et l'odeur nous a démontré que c'était de l'eau-de-vie. Une demi-bouteille , aux deux tiers vide , et placée à côté de lui , nous a fait voir que ce malheureux avait bu tant qu'il avait pu conserver sa connaissance ; le nommé Blanc a suivi la même conduite. Le fait suivant confirmera cette opinion : que le vomissement , dans l'asphyxie par la vapeur du charbon , est un phénomène qui manque presque toujours.

Le 8 septembre 1836, je fus appelé, par M. le com-missaire de police du quartier Saint-Jacques, pour porter des secours à deux individus trouvés asphyxiés dans leur chambre. Il était alors dix heures du ma-tin ; je me transportai enclos Saint-Jean-de-Latran, n° 13, et après être monté au cinquième étage de cette maison, j'entrai dans une chambre lambrissée et éclairée, sur la rue, par une grande croisée ; j'aperçus, couchés dans un lit, deux individus, dont l'un était frappé de mort apparente et l'autre donnait encore des signes de vie. Au milieu de cette chambre, un petit fourneau et une terrine en terre brune : l'un et l'autre de ces vases contenaient encore du charbon non consumé.

L'un de ces individus était la fille Joséphine-Lazare Fournier, âgée de trente-huit ans, d'une stature peu élevée, mais d'une forte constitution : elle se trouvait placée sur le bord du lit, la tête renversée en bas et en dehors ; un liquide brunâtre, mais en petite quantité, s'était écoulé par la bouche et les fosses nasales. Il était facile de constater que la mort était certaine et qu'aucun secours de l'art ne pouvait la rappeler à la vie. La face était pâle ainsi que toute l'habitude du corps, et on ne rencontrait aucune trace d'ecchymose ; la roideur cadavérique était tellement prononcée, qu'il fut difficile de la sortir de la position qu'elle occupait dans le lit, afin de pouvoir donner des secours à l'autre individu couché à côté d'elle : c'était le nommé Jules Rubé, âgé de trente ans, soldat remplaçant. Cet homme paraissait doué d'une bonne constitution ; il se présentait à nous dans l'état suivant. Couché sur le côté droit, il occupait une position élevée dans le lit, son coude placé sur le dossier du lit, le bras dans une demi-flexion et la tête appuyée sur la paume de la main ; la face était parsemée de petites ecchymoses d'un rose rouge, la respi-

ration stertoreuse et intermittente, la jambe droite
fortement tendue, la jambe gauche à demi fléchie et
le pied appuyé sur le mur. Au reste, comme chez
tous les asphyxiés, rigidité tétanique, les battements
du cœur ne pouvaient'être perçus, mais les pulsations
de l'artère radiale étaient très-distinctes. Mon confrère, le docteur Ronsin, et moi, nous pratiquâmes
une saignée du bras, et quoique nous eussions eu la
précaution de faire l'ouverture assez large, le sang
n'en jaillit pas moins à près d'un pied de distance, il
se coagula assez vite, et m'offrit le même phénomène
dont j'ai parlé plus haut, la couleur rouge. Ces premiers secours administrés, on transporta cet homme
à l'Hôtel-Dieu, où il mourut deux heures après son
arrivée.

Le nommé Rubé et la fille Fournier vivaient ensemble depuis quelques mois, lorsque cet homme re-
çut l'ordre de rejoindre son régiment. Il résolut, dans
son désespoir, de s'asphyxier et décida la fille Fournier
à mourir avec lui : ils rentrèrent ivres à onze heures
et demie du soir, ils sortaient de faire une orgie complète. Les voisins les virent monter l'escalier avec
beaucoup de peine, et, lorsqu'ils entendirent le bruit
produit par leurs préparatifs pour s'asphyxier, ils
l'attribuèrent à leur état d'ivresse. Vers deux ou trois
heures du matin, ceux qui demeuraient sur le même
palier perçurent quelques plaintes qu'ils pensèrent
être le résultat de l'ivresse. Mais, sur les neuf heures
du matin, ne voyant sortir ni l'un ni l'autre, on con-

çut des soupçons, et on fut chercher le commissaire de police.

Ce fait est important pour la science, par rapport à l'asphyxie, en ce que les deux individus s'étaient gorgés d'aliments et de boissons avant de s'asphyxier, qu'il s'est écoulé trois heures entre le moment où ils ont cessé de manger et celui où ils se sont placés sous l'influence du gaz acide carbonique, et qu'à partir de cet instant jusqu'à celui où nous avons pénétré dans la chambre, nous trouvons un espace de sept heures et demie pendant lequel ils n'ont rejeté aucune parcelle d'aliment ni de boisson, et que les deux médecins, désignés par le procureur du roi, pour faire l'ouverture du corps de la fille Fournier, ont trouvé l'estomac rempli de substances alimentaires, phénomène d'autant plus remarquable que la position déclive, occupée par le corps de la fille Fournier, aurait dû favoriser la sortie des aliments.

Quoique nous ayons dit tout ce qu'il était possible, pour démontrer la décoloration de toute l'habitude du corps, cependant je vais encore rapporter un fait qui enlèvera tous les doutes à cet égard.

Le 11 octobre 1836, à une heure de l'après-midi, je fus appelé par M. le commissaire de police du quartier Saint-Jacques, pour dresser un procès-verbal constatant la mort de la femme Joulat, âgée de quarante-sept ans, demeurant rue Descartes, n° 50. M. le commissaire de police et moi, nous cherchâmes inutilement, dans les deux chambres qui servaient d'habitation, le corps de cette femme. Nous parvînmes à la découvrir dans une espèce de grenier contigu avec la première pièce, et formé par le toit qui descendait en pente douce. Le cadavre était placé sur le dos, la tête appuyée sur un coussin. Un petit fourneau, rempli de cendres, était placé à côté d'elle. Ce fut avec difficulté que l'on parvint à la retirer de ce lieu, par suite de la roideur cadavérique. La face et toute l'habitude du corps était d'une décoloration très-prononcée, et on ne rencontrait, sur toute la surface de ce corps, aucune ecchymose. La mort pouvait dater de six ou sept heures. Madame Joulat, d'une faible constitution, était atteinte, depuis deux ans environ, d'une affection chronique pour laquelle tous les médecins des hôpitaux avaient été tour à tour consultés. Ces conseils qui n'avaient pas été suivis d'amélioration dans son état de maladie, l'avaient confirmé dans l'idée que son affection était au-dessus des ressources de l'art. Cette persuasion, dont elle avait fait part à plusieurs personnes, la poussa au suicide. Pour arriver à ce résultat, elle s'était placée dans un grenier, comme je viens de le dire, qui offrait un espace de sept pieds de long sur trois de large, et dont la hauteur présentait, à son entrée, deux pieds et demi de hauteur ; s'en allait ensuite en mourant, de manière, qu'au côté opposé, on ne trouvait plus que trois pouces. Cette femme est restée douze à treize heures dans une atmosphère de gaz acide carbonique ; de sorte que l'on peut dire que son corps en a été imprégné ; eh bien, malgré cela, je suis convaincu qu'il eût été de toute impossibilité à un médecin de se prononcer sur la cause de la mort, à moins de connaître les circonstances environnantes.

J'ai parlé plus haut à l'occasion des saignées que je me suis trouvé à même de pratiquer à plusieurs asphyxiés, que le sang, contrairement à ce qui a été avancé jusqu'à ce jour, ne différait en rien de celui des personnes que l'on saignait pour des phlegmasies plus ou moins intenses. En admettant même, à la rigueur, la couleur noire du sang et sa liquidité, il ne serait possible de tirer aucune induction de ces caractères, car je les ai souvent rencontrés dans les apoplexies dites foudroyantes où l'appareil de la vie animale était momentanément aboli. Lorsque, dans ces cas, vous saignez un malade, il est assez ordinaire de voir couler un sang noir qui ne formera jamais caillot.

La sixième proposition dont il me reste à parler, est celle qui concerne les altérations organiques que présentent les cadavres des asphyxiés par la vapeur du charbon. Nous n'avons plus à nous entretenir de la coloration de la peau, ni de la flaccidité que nous avons vu ne pas exister. Ce qui doit nous occuper maintenant, c'est l'état anormal du cerveau et des poumons.

D'après l'engorgement de l'appareil vasculaire de la surface du cerveau et du parenchyme pulmonaire, est-il permis d'admettre l'asphyxie comme cause de mort ? Je réponds positivement que non ; car on peut rencontrer cet état, comme nous le verrons tout à l'heure, dans des cas de mort accidentelle, et sans cause d'agents extérieurs. On peut, dans quelques cas exceptionnels, donner l'asphyxie comme cause probable ; mais, règle générale, il faut se tenir dans une sage réserve. Dans ma pratique des autopsies, dans celles que j'ai faites et auxquelles j'ai assisté comme médecin de l'état civil , j'ai trop souvent rencontré des décès sans lésions appréciables , pour ne pas donner le conseil de s'abstenir de joindre des conclusions aux rapports que la justice réclame de nous. Parmi plusieurs faits que je possède , je vais en rapporter deux qui se trouvent sous le patronage de noms honorables , et qui , par cela même, fixeront l'attention.

1° Un jeune enfant de douze ans, élève au collége Louis-le-Grand , était traité à l'infirmerie depuis quatre ou six jours pour un simple rhume , lorsque, le dimanche matin, au moment de s'habiller pour sortir et aller passer la journée chez ses parents, il est pris de syncope , et meurt en quelques minutes. L'autopsie faite au bout de vingt heures, en présence de MM. Husson et Guerbois , ne laisse voir qu'une substance cérébrale légèrement infiltrée de sang , les poumons gorgés de sang , une hypertrophie concentrée du cœur, et tous les viscères abdominaux gorgés de sang noir ; mais aucune altération organique qui puisse expliquer une mort aussi rapide.

2° Le 25 avril 1836 , je fus mandé pour porter du secours à une jeune dame qui venait de tomber en syncope ; je me transportai immédiatement en face de ma demeure ; étant monté au second étage , j'entrai dans une grande chambre bien aérée , et là je trouvai , étendue sur un lit , une femme , vêtue seulement de sa chemise , et que deux ou trois personnes cherchaient à ranimer. M'en étant approché , et après l'avoir examinée , je m'aperçus qu'elle était morte. Malgré cette certitude , et pour complaire à ses amis qui l'environnaient , je pratiquai une saignée du bras , il sortit , par la veine , deux cuillerées d'un sang noir , très-liquide. Je fis , sur toute l'habitude du corps , et principalement sur la région pré-cordiale , des frictions , avec des préparations alcoo-liques , et je me servis , à cet effet , d'une brosse. Tous ces soins furent inutiles , comme je l'avais prévu. Que s'était-il donc passé ? Cette femme était-elle malade depuis plusieurs jours ? aucunement.

Mademoiselle Bienvenu , âgée de vingt-sept ans , d'une taille moyenne , d'un embonpoint assez prononcé , d'une constitution légèrement lymphatique , exerçant la profession de coloriste , était atteinte d'une douleur , de nature rhumatismale , occupant le genou droit. La douleur paraissait suivre le trajet du nerf sciatique ; des émollients , des narcotiques furent mis en usage par son médecin. Ils amenèrent du sou-lagement. Au reste , cette affection ne paraissait influer en aucune manière sur l'ensemble de la santé, car elle mangeait et n'observait ni diète, ni régime. Le 25 avril, à neuf heures du matin, après avoir pris une tasse de café au lait avec du pain, elle voulut se lever pour se livrer à son travail habituel. Elle mit ses bas, et, au moment d'attacher la seconde jarretière, elle appelle à son sucours, disant qu'elle se trouvait mal. Un jeune étudiant, qui travaillait dans une pièce voisine, accourt aussitôt; la trouve renversée en arrière, et placée en travers sur le lit; elle était morte.

MM. Cornac, Delille et moi, nous fûmes désignés, par M. le procureur du roi, pour procéder à l'ouverture du corps. M. Delille ne put y assister.

Autopsie cadavérique trente-six heures après la mort : rien, sur toute l'habitude du corps, qui puisse être noté.

1° Tête : engorgement prononcé des sinus, et en général de tout l'appareil vasculaire dc la surface du cerveau. La substance cérébrale incisée dans tous les sens, laisse suinter plusieurs gouttelettes de sang; mais, du reste, on ne rencontre aucun engorgement ni épanchement; les ventricules ne contiennent aucun liquide.

2° Thorax : les poumons sont développés, crépitants, mais gorgés d'un sang noir en partie liquide. Plusieurs morceaux, jetés dans un seau d'eau, surnagent. Le péricarde n'offre aucun épanchement, le cœur est flasque, ses parois sont amincies : il présente le double de son volume ordinaire ; la substance est molle ; les artères et les veines ne sont atteintes d'aucune altération organique.

3° *Abdomen :* au premier aspect, l'estomac et tout le paquet intestinal présentent une couleur rouge foncée. Le foie est plus volumineux que dans l'état normal. L'estomac incisé, nous trouvons une assez grande quantité d'un liquide semblable à du café au lait. Toute cette surface est traversée, en différents sens, par de grandes lignes ardoisées ; le système capillaire est engorgé. La muqueuse ramollie, offrant, çà et là des ulcérations, dans différents points, il ne reste plus que la séreuse. L'intestin grêle offre le même genre d'altération ; les valvules sont développées, mais les glandes de Peyer sont dans leur état normal. Les autres organes n'ont rien de particulier, à l'exception de la matrice qui est pour ainsi dire atrophiée. Son volume peut être comparé à un petit œuf de poule, quoique cette femme ait conçu quatre fois. Le vagin est également très-étroit. Les renseignements que nous nous sommes procurés auprès de l'amant de cette femme, nous ont appris que le coït était devenu assez difficile depuis près d'un an, et qu'il y avait au moins deux ans qu'elle était accouchée pour la dernière fois. Il aurait pu survenir une atrophie des organes de la génération si cette femme avait vécu. Nous avons voulu inciser cette matrice ; son tissu était tellement dur que, bien que notre bistouri coupât très-bien, nous ne sommes parvenus à la diviser qu'avec une extrême difficulté.

Nous pensons qu'il doit être difficile de localiser la cause de la mort, d'après une autopsie comme celle que nous venons de rapporter, et dont le procès-verbal a été envoyé au procureur du roi. Aussi M. Cornac et moi nous sommes-nous tenus dans une sage réserve, déclarant que nous ne pouvions préciser à quelle altération organique on devait attribuer une mort si rapide.

M. *** venait de dîner chez M. Vaucquelin; il s'aperçut, en sortant de la maison, qu'il pleuvait; il se mit alors à courir l'espace de quarante pas pour monter dans une voiture; et arrive tellement essoufflé, qu'il ne peut adresser deux mots de suite au cocher, au moment où il va pour franchir la portière de la voiture, il tombe mort dans les bras du cocher; l'ouverture faite par mon confrère Dubois ne put donner aucune explication satisfaisante d'un aussi fâcheux événement. Congestion générale, analogue à celle des deux faits cités plus haut.

Je regarde comme inutile, de multiplier ces exemples de morts accidentelles où se rencontre une congestion très-prononcée des sinus et des vaisseaux veineux de l'encéphale, ainsi que du paren-chyme pulmonaire. Il nous est démontré, de la manière la plus évidente, que ces congestions peuvent se rencontrer dans beaucoup d'autres affections com-

plétement étrangères à l'asphyxie. Et cela est si vrai ,
que l'on voit que la société de médecine de
Metz mit au concours, pour l'année 1829 , la question suivante : 1° Est-il des cas où la mort puisse
subvenir sans lésion organique appréciable? 2° Dans
le cas de l'affirmative, constater , par des observations ou des expériences , la possibilité de ce genre
de mort. 3° Présenter une explication qui puisse
éclairer les médecins sur le mode d'action de la
cause. La société désire que, dans la solution de cette
question , les concurrents s'efforcent de faire ressortir les conséquences qu'on peut en déduire pour
la médecine légale. Si la congestion n'est pas un signe
d'asphyxie , l'état du sang ne l'est pas davantage.
M. Orfila dit avoir vu le sang coagulé chez un noyé ;
Lafosse l'a trouvé polypeux et concret chez plusieurs
noyés ; Avisard l'a vu coagulé et demi-coagulé.

De tout ce que je viens d'exposer , je conclus qu'il
n'existe aucun caractère particulier qui puisse faire
reconnaître à l'inspection du cadavre, ainsi qu'à l'autopsie cadavérique, si l'individu a succombé à une
asphyxie par la vapeur du charbon ; que les cadavres
des asphyxiés par l'acide carbonique, offrent des signes
qui leur sont communs avec ceux des individus qui
succombent à la suite d'une apoplexie foudroyante ,
et dont voici les principaux : décoloration générale,
pâleur remarquable d'une couleur mate , plus prononcée sur les régions inférieures ; froid ne se dé-
veloppant que très-tard ; roideur tétanique appa-

raissant immédiatement et bien avant le froid ; traits de la face n'offrant aucune altération ; œil vitré ; lèvres blêmes; transsudation cadavérique et aplatissement n'apparaissant que fort-tard.

On s'est beaucoup occupé, depuis quelque temps, de plusieurs autres phénomènes de l'asphyxie. Ainsi, quelques auteurs ont prétendu que les femmes résistaient plus longtemps que les hommes à l'action du gaz ; je n'ai, dans ma pratique, rien rencontré qui puisse faire admettre une semblable hypothèse ; on peut même remarquer, dans l'observation d'un double suicide, citée dans cette esquisse, que la femme est morte quatre heures avant l'homme. D'autres médecins ont cherché à connaître la quantité de charbon nécessaire pour amener la mort. Je suis convaincu qu'il sera toujours impossible de résoudre cette question. D'abord, en ce que la disposition des localités varie à l'infini; ensuite, la qualité du charbon qui ne peut être constatée, parce que, dans le plus grand nombre des cas, vous ne retrouvez plus que des cendres. Il faut ajouter à ces causes, une foule de circonstances qui peuvent se présenter pendant la combustion et toutes dépendantes de la volonté de l'asphyxié, sur lesquelles on n'obtient jamais de renseignements parce que l'individu a succombé. En admettant même que la solution de ces difficultés fût possible, il en resterait toujours une extrêmement importante : c'est le mode de combinaison du gaz acide carbonique avec l'air atmosphérique. Il s'agit donc de savoir si cette combinaison a lieu , ou bien si ce gaz , arrivé à une certaine hauteur , ne peut plus s'élever. Voici le fait qui me conduit à soulever cette question.

M. ***, qui avait occupé une position élevée dans l'ancien gouvernement, et qui l'avait perdue à la suite des événements de 1830, conçut , par suite de cette perte, un vif et profond chagrin qui le conduisit au suicide. Il plaça dans sa chambre une quantité donnée de charbon, et se mit dans son lit. Il eut soin d'alimenter le foyer; mais, après quelques heures, voyant que ce moyen ne produisait sur lui qu'une très-légère indisposition, il abandonna ce projet. Peu de jours après cette tentative, il fut voir des personnes avec lesquelles il était lié, et raconta cet événement comme le fait d'un de ses amis, et il soutint que la vapeur du charbon n'était pas un moyen infaillible. Un pharmacien de mes amis, qui se trouvait présent et qui était de la connaissance de M.***, lui demanda quelques détails; alors M. *** lui expliqua que son ami s'était placé dans son lit, et qu'il avait dû se développer dans la chambre assez de gaz pour produire l'asphyxie, car une bougie allumée s'était éteinte. Ce pharmacien lui répondit que le gaz acide carbonique, beaucoup plus pesant que l'air, occupe toujours la couche inférieure; que la lumière, placée plus bas que le niveau du lit, avait bien pu se trouver dans l'atmosphère de la vapeur du charbon et s'éteindre, et que le gaz acide carbonique n'ayant pas dépassé cette limite, c'était à cette circonstance que cet ami avait dû son salut. On changea de conversation, et, de la soirée, il ne fut plus question de ce sujet. Deux jours écoulés, on trouva M. *** mort dans sa chambre, assis devant son lit, et une bougie encore allumée, était placée sur sa table de nuit. Il avait mis en pratique les fatales connaissances qu'il s'était procurées.

Le motif qui m'a déterminé à rapporter cette observation, c'est qu'elle semblerait faire croire que, lorsque le gaz acide carbonique a atteint une certaine hauteur, il éprouve, de la part de l'air atmosphérique, une résistance qui ne lui permet pas de s'élever plus haut. Ceci n'est qu'une supposition, mais, cependant, ce qui m'a toujours frappé dans le cours de ma pratique, c'est que les asphyxiés sont constamment placés à terre, dans leur lit, ou sur une chaise peu élevée, et que, toutes les fois que j'ai pénétré dans une chambre où se trouvait un asphyxié, je n'ai jamais éprouvé la plus légère incommodité. Ces réflexions sur les caractères du gaz acide carbonique, sont, suivant moi, d'une grande importance, car celui qui est le produit de la respiration ne se conduit pas de la même manière que celui qui se dégage par la combustion du charbon. Le premier est plus léger, puisque, dans les lieux clos où se trouvent renfermées un grand nombre de personnes, c'est toujours vers les parties les plus élevées qu'on le rencontre, tandis que le second occupe la couche inférieure. Il faudrait donc conclure de là que le gaz acide carbonique, privé de toute humidité, est plus pesant que l'air; d'où il s'ensuivrait une foule de considérations sur la quantité de charbon susceptible de développer une chaleur élevée dans la pièce où se place l'asphyxié, et sur l'état des lieux qu'occupe la personne qui veut se suicider par la vapeur du charbon.

Il existe encore un phénomène signalé par les auteurs, comme propre à l'asphyxie par le charbon; je veux parler de la chaleur que conservent longtemps les cadavres. Ce signe n'est pas constant : j'ai même remarqué, dans beaucoup de cas, que le corps perdait rapidement son calorique, lorsqu'une ventilation un peu vive et prolongée avait été employée pour assainir le logement. Ce qui me porterait à croire, et cela n'est qu'une hypothèse, que cette chaleur n'est due qu'à l'atmosphère de gaz acide carbonique dont sont imprégnés ces corps. Au reste, ce signe ne peut pas être considéré comme propre à l'asphyxie, car, dans ma pratique des décès, il m'est arrivé assez fréquemment d'éloigner l'heure de l'inhumation pour cette cause seule, et cela dans des circonssances tout à fait étrangères à l'asphyxie.

Le problème médico-légal que je vais poser, terminera tout ce que j'avais à dire de relatif à l'asphyxie. Quoiqu'au premier abord il pût paraître étranger à cette question d'asphyxie, cependant il s'y rattache par les explications dans lesquelles on est obligé d'entrer pour en amener la solution.

Sur un cadavre, au premier degré de putréfaction, est-il possible de constater si la mort est le résultat de l'asphyxie par strangulation, ou par la vapeur du charbon, toutefois, avec cette restriction, que la strangulation n'a pas eu lieu d'une manière assez violente pour amener une ou plusieurs fractures.

J'ai constamment vu la putréfaction, dès qu'elle commence, enlever toutes les dépressions de la peau, qu'elles soient produites par des corps étroits ou à large surface, sur le cadavre, ce phénomène est bien sensible. Les dépressions, produites par les vêtements, disparaissent dans l'espace d'une demi-heure, à partir du moment où vous avez fait déshabiller le corps. On peut objecter, avec raison, que ce qui a lieu après la mort ne présente pas d'analogie avec ce qui se passe pendant la vie. Je répondrai à cela par un fait pratique qui m'est commun avec le professeur Marjolin, mon maître. C'est en rapportant textuellement le procès-verbal, écrit entièrement de sa main, que je communiquerai à d'autres toute ma conviction à ce sujet.

Le commissaire de police du quartier Saint-Jacques, fut prévenu, par le sieur Caillon, menuisier, rue des Rats, n. 5, que sa sœur, qui habite sa maison, n'avait pas paru depuis vingt-quatre heures, et qu'il craignait qu'elle ne fût morte dans sa chambre. M. le commissaire de police me fit appeler, et nous nous transportâmes au domicile ci-dessus indiqué. La porte ouverte par un serrurier, et après avoir traversé un petit corridor, nous pénétrâmes dans une chambre éclairée, sur la cour, par une grande croisée, et nous aperçûmes de suite un fourneau d'une moyenne dimension, placé au milieu de cette chambre, puis dans un lit, le corps de la nommée Caillon, âgée de soixante ans environ ; la tête recouverte d'un bonnet de nuit, autour de son cou se remarquaient une cravate et une jarretière fortement serrées : elle était vêtue d'une chemise, d'une camisole et d'un jupon. Du reste, sur la figure, sur les bras et les mains, aucune trace de violence ; dans le fourneau, dont je viens de parler, se trouvaient plusieurs morceaux de charbon non consumés, et une quantité de cendre qui donnait à présumer que beaucoup de charbon avait été brûlé. Accrochée à la muraille, et à quelques pieds du lit, se voyait une cage renfermant un oiseau privé de vie. Après avoir examiné le cadavre avec soin, je conçus des doutes sur le suicide ; j'en fis part au commissaire de police, qui prévint M. le procureur du roi : ce dernier ordonna l'ouverture du corps, en désignant M. Marjolin, auquel il m'adjoignit.

*Procès-verbal d'autopsie cadavérique.*

Nous, soussignés, Marjolin et Marye, docteurs de la Faculté de médecine de Paris, requis par M. Bourguignon, substitut de M. le procureur du roi, près le tribunal de première instance du département de la Seine, de nous transporter dans une maison située rue des Rats, n. 5, pour y procéder à l'examen et à l'ouverture du cadavre de la nommée Caillon ;

Nous nous sommes rendus en ladite maison, ce-jourd'hui quatorze novembre, à six heures de relevée.

Nous avons fait transporter, dans une salle basse, le cadavre dont l'état extérieur avait été précédemment constaté par M. Marye, en présence de M. Dussieux, commissaire de police du quartier Saint-Jacques, et des deux frères de la défunte, l'étroitesse de la chambre où il se trouvait ne permettant pas de procéder facilement à son examen.

Le mouchoir et la jarretière que l'on avait trouvés serrés autour du cou, avaient été enlevés; la peau de cette région, soulevée par des gaz produits par la putréfaction, ne présentait plus les impressions circulaires qu'on y avait remarquées le matin, les grandes articulations étaient assez souples, les articulations des doigts fléchies et roides.

On ne distinguait aucune trace de violence extérieure sur le visage, sur le tronc, sur les membres.

Sous les téguments de la partie latérale droite et supérieure du crâne, auxquels M. Marye avait fait le matin une incision cruciale, on remarquait une couche de sang caillé, d'une ligne environ d'épaisseur, s'étendant depuis la région sus-orbitraire jusqu'à la partie postérieure du pariétal, et, de haut en bas, depuis la jonction des pariétaux jusque vers l'oreille. Les téguments eux-mêmes ne nous ont pas offert de trace de contusion dans leur épaisseur; les os subjacents étaient parfaitement sains. Cet épanchement de sang a dû êtrc produit ou par un choc très-oblique de la tête contre un corps dur, ou par la percussion oblique d'un corps contondant sur la tête.

La voûte du crâne ayant été séparée par nous de la base, au moyen d'une scie, nous avons trouvé les sinus de la dure-mère gorgés de sang noir, en grande partie fluide.

Tous les vaisseaux qui se ramifient sur la surface extérieure du cerveau, du cervelet, de la moelle allongée, étaient aussi gorgés de sang noir.

Ces parties ayant été disséquées par couches horizontales, nous avons vu le sang suinter abondamment de la substance médullaire : il n'existait aucun épanchement dans la substance cérébrale ni dans les ventricules latéraux et médians.

Nous avons ensuite procédé à l'examen du cou. La peau ne nous a pas paru contuse, le tissu cellulaire sous-cutané et les muscles ne nous ont pas offert de trace d'ecchymose; le larynx, la trachée-artère ne nous ont présenté aucune lésion. Les vaisseaux veineux de cette région contenaient aussi une assez grande quantité de sang noir assez fluide.

Passant de là à l'ouverture de la poitrine, nous avons trouvé le péricarde sain, le cœur flasque, petit et presque absolument vide de sang dans les cavités droites et gauches. Dans chacune des plèvres, nous avons reconnu un épanchement d'environ un verre de sérosité sanguinolente; il n'y avait d'ailleurs, dans

ces membranes, ni augmentation d'épaisseur, ni flo-
cons albumineux, ni fausses membranes.

Les poumons se sont offerts à nous, dans toute leur
étendue, d'une couleur rouge noirâtre foncée, analogue à celle de la rate ; leur tissu était encore crépi-
tant, même dans la partie postérieure de leurs lobes
et spécifiquement plus léger que de l'eau de puits dans
laquelle nous les avons plongés. En les incisant, le
sang noir en suintait abondamment, tous leurs petits
vaisseaux en étaient distendus.

Dans le bas-ventre, nous n'avons trouvé aucune lésion : l'estomac et les intestins ouverts n'ont laissé
échapper que des mucosités et quelques restes d'aliments ; tous les vaisseaux capillaires du péritoine, et
ceux des membranes muqueuses, étaient remplis de
sang comme ceux des membranes du cerveau.

Il résulte, pour nous, des observations recueillies
sur le cadavre de la nommée Caillon, et consignées
dans ce rapport :

1° Qu'elle est morte d'une asphyxie ;

2 *Qu'il est plus probable qu'elle a succombé à une asphyxie produite par la vapeur du charbon, qu'à une asphyxie produite par strangulation ;*

3° Que les ligatures, que l'on a trouvées autour du
col, ont pu rendre la mort plus prompte ;

4° Que la femme Caillon, déjà faiblement soumise
à l'action des vapeurs du charbon, a pu, elle-même,
s'appliquer ces ligatures.

5° Qu'il est, pour nous, impossible de déterminer

si la blessure de la tête est l'effet d'une chute, l'effet d'un coup que la fille Caillon se serait donné en s'agitant; ou l'effet d'un coup qu'elle aurait reçu.

Fait à Paris, etc., etc.

MARYE.MARJOLIN.

Cette observation médico-légale confirme tout ce que j'ai annoncé plus haut sur la disparition des signes de violence, et des contusions par suite du développement de la putréfaction. D'ailleurs, je ne suis pas le premier qui aie considéré ce phénomène comme certain. Des auteurs dont les noms font autorité en médecine l'ont dit avant moi. Ainsi, Antoine Petit soutient que rien ne ressemble plus à une contusion, que les ecchymoses qui se développent au moment de la putréfaction, et que, plus on attend à faire l'ouverture, plus l'extravasation est copieuse et putride. Mahon est du même avis; Fodéré, dans son troisième dégré de putréfaction avancée, dit : les matières putrescentes exhalent une odeur ammoniacale, mêlée de l'odeur putride et nauséabonde, et elles perdent en même temps de leurs poids et de leur volume. *Autopsie impossible, inutile.* Nous voyons, dans un procès-verbal récent, celui qui concerne un malheureux officier de la garde nationale, blessé mortellement dans la plaine de Vaugirard, que cette impossibilité d'investigation est soutenue par nos premiers chirurgiens. Car, voici ce que dit le procès-verbal dressé à l'occasion de cette ouverture cadavérique :

Le cadavre présente un état de putréfaction très-avancé, ce qui ne peut être attribué qu'au genre de mort; ni le temps écoulé, ni la température ne peuvent en donner raison.

La coloration brune s'est emparée de toute la face, et celle d'un vert foncé, indice d'un état plus avancé encore, occupe toute la région abdominale.

On vit une ecchymose du côté du sein droit sur lequel le malade était couché.

Les muscles pectoraux sont infiltrés de sang ; *l'état très-avancé du cadavre empêche de distinguer ce qui est purement cadavérique de ce qui est traumatique.*

Si la putréfaction enlève les signes caractéristiques d'une asphyxie par strangulation, à quels caractères principaux pourrait-on se rallier pour établir une hypothèse vraisemblable sur le genre de mort? Je confesse, à l'avance, que la solution de ce problème est des plus difficiles; car il est bien évident que le cerveau d'un asphyxié par la vapeur du charbon, et celui d'un individu strangulé ne présente pas des caractères tranchés; tous les deux offrent des engorgements des sinus et des vaisseaux qui rampent à la surface du cerveau. La substance médullaire peut également se trouver injectée. Mais cette congestion générale, je l'ai rencontrée, non-seulement chez des individus qui ont succombé à des maladies étrangères à ces deux asphyxies, mais encore chez d'autres dont la cause de mort n'a pu se rattacher à aucune lésion connue. On a encore donné, comme signe de strangulation , l'érection de la verge et l'épanchement d'une plus ou moins grande quantité de sperme ; j'ai observé ce phénomène chez plusieurs strangulés , et, ce qu'il y a de particulier, c'est que j'ai trouvé, chez un garçon de marchand de vin qui avait passé la journée et une partie de la nuit avec sa maîtresse , et qui s'est pendu à sept heures du matin , une perte considérable de liqueur spermatique; mais, à côté de cela , j'ai vu fréquemment ce phénomène ne pas se présenter chez plusieurs pendus. Il en est de même pour l'injection violacée de la face qui manque quelquefois : ce que j'ai eu occasion de constater, il y a peu de temps encore, sur un domestique du collége Sainte-Barbe , dont la figure était pâle ; quoique l'on ne se soit apperçu de l'événement que six ou huit heures après.

Ces difficultés que je viens de soulever me conduisent à considérer plusieurs parties de la médecine légale comme peu avancées, et cela tient à une cause que je dois dire, quand même je blesserais quelques susceptibilités médicales. Cette cause, c'est l'opinion de plusieurs médecins qui tend à contester aux praticiens qui ne se consacrent pas exclusivement à l'étude de la médecine légale, toute valeur scientifique dans les rapports qu'ils sont appelés à faire. Il résulte de là que l'état d'un cadavre, vingt-quatre ou trente-six heures après la mort, est souvent considéré par eux comme type ; et, partant de ce point erroné, ils s'exposent à commettre de graves erreurs, et c'est malheureusement ce que nous trouvons tous les jours dans les livres. Il serait donc de la plus grande importance de détruire ce despotisme scolastique professé par plusieurs esprits, et qui ne tend rien moins qu'à taxer d'ignorance tous les médecins qui ne se consacrent pas, d'une manière spéciale, à l'étude de cette branche de la médecine; pour arriver à ce résultat, il faut s'aider des lumières des uns et des autres, et se communiquer tout ce que l'on a vu et observé; tel est le motif qui m'a dirigé dans la publication de ce travail; trop heureux si je puis faire entrer, dans l'esprit de mes confrères toute la conviction qui m'anime, et que, pour dresser une bonne monographie de l'asphyxie, de même que des autres points de médecine légale, il serait d'abord de la plus grande importance d'établir des termes de comparaison qui auraient pour résultat de faire reconnaître, à des caractères bien tranchés, le cadavre d'un asphyxié de celui d'un individu qui a succombé à une affection étrangère à l'asphyxie; et, malheureusement, cette conduite n'a pas été tenue jusqu'à présent, ainsi que nous le prouvent tous nos ouvrages de médecine légale.

Je terminerai tout ce que j'ai à dire sur ce sujet, par quelques mots sur le mode de traitement.

Lorsque l'on est appelé pour donner des soins à une personne qui a été soumise, pendant un temps plus ou moins long, à la vapeur produite par le charbon, à telle époque que vous soyez de l'asphyxie,

vous devez ouvrir la veine , et toujours largement ;
la saignée de la jugulaire serait préférable ; puis ensuite vient celle du pied, et enfin la saignée du
bras, qui est celle que l'on pratique le plus com-
munément , et que je ne pense pas être aussi éner-
gique que les deux autres. Pendant que le sang coule,
des affusions froides et répétées sur la tête et sur
la face, doivent être faites.

Si, sous l'influence de ces moyens, vous vous
apercevez, à l'augmentation du nombre d'inspirations, que le principe vital se relève, alors des révul-
sifs puissants seront promenés sur les extrémités inférieures ; mais il faut bien se garder de trop les prolon-
ger , car il arrive un moment où la réaction s'opère,
et c'est toujours vers le cerveau que doit se passer la
scène des accidents, et c'est aussi l'instant le plus dan-
gereux pour l'asphyxié. Cette réaction se fait après
peu d'heures de soins assidus. Il ne faut donc pas
perdre de vue le malade , car si vous laissez passer
le moment favorable où vous devez, de nouveau,
ouvrir la veine pour amener une déplétion de l'appareil encéphalique, vous avez tout à craindre, et j'ai
observé, dans ce cas, qu'il n'était plus possible de
suppléer à ce retard , et que l'aspyxié périssait.

Lorsque le corps de l'asphyxié est froid , un bain
de vapeur, donné dans le lit, a souvent été couronné
de succès , soit en rappelant la chaleur, soit en agis-
sant comme révulsif. Il faut donner à l'intérieur des
boissons tirées de la classe des antispasmodiques ; évi-

ter tous les stupéfiants, tels que l'opium, la tridace, la belladone ; il arrive souvent que l'on voit persister, pendant plusieurs jours, une impressionnabilité du système nerveux portée assez loin pour que le seul frottement du linge sur la peau, produise un effet désagréable ; dans ce cas, des bains presque froids et longtemps prolongés, est le moyen le plus efficace et en même temps le plus rationnel. Il est même besoin, chez plusieurs sujets, de revenir à une saignée du bras. Quant aux autres indications que peuvent réclamer les accidents consécutifs à l'asphyxie, ils varient suivant l'idiosyncrasie de l'individu, et il est difficile de les indiquer. Je n'ai prétendu, en signalant brièvement les moyens à mettre en usage contre l'asphyxie par le gaz acide carbonique, que démontrer le rapport identique qui existe entre ces symptômes et ceux produits par les congestions cérébrales.

Pour complément de ce travail, je vais tracer un tableau qui offre l'état du cadavre d'un asphyxié, pendant les trois ou quatre heures qui suivent la mort.

*Habitude du corps.* Presque généralement, pâleur de toute la superficie. Mais cependant il est des cadavres sur lesquels on aperçoit une marbrure rose des cuisses ; rigidité tétanique, qui permet d'enlever l'individu d'une seule pièce, comme un morceau de bois. Ces caractères sont communs avec ceux de l'apoplexie foudroyante.

*Face.* Décoloration de la face ; malgré cette décoloration, il n'est pas rare de trouver quelquefois deux ou trois petites plaques roses, placées sur le col ou sur les joues. Bouche fermée, lèvres légèrement pâles, paupières abaissées, le globe de l'œil souvent vitré , la pupille rarement dilatée. L'ensemble de la face n'exprime qu'une mort calme pour l'individu qui vient de succomber.

*Évacuations.* Nulle évacuation ne se remarque : on n'aperçoit aucune matière rejetée par la bouche, soit par l'anus.

La chaleur du corps se conserv cassez longtemps chez certains cadavres d'asphyxiés; mais, dans d'autres cas, le froid apparaît quelques minutes après la mort.

Les extrémités se font voir dans les mêmes positions que celles qu'elles ont prises avant la mort. C'est-à-dire que, si l'asphyxié avait le bras élevé avant de mourir, vous trouvez ce membre dans cette position après la mort, et, telle force que vous déployiez, vous ne pouvez le ramener complétement auprès du tronc.

Les mains et les pieds sont pâles; jamais les doigts et les ongles de la main ne sont violacés.

FIN.

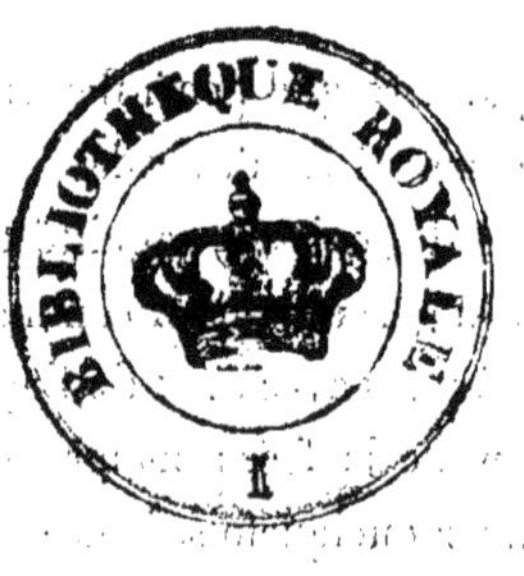